Sistema Circolatorio

CLARKE STEVE

Sommario

Cuore e vasi sanguigni

Anatomia del cuore:

Studiare l'anatomia del cuore ti insegnerà a conoscere le sue camere, le valvole e il ciclo cardiaco.

Le camere cardiache, le valvole e il ciclo cardiaco possono essere compresi meglio se li esaminiamo in dettaglio:

- La struttura del cuore:

È nella regione in alto a sinistra del torace che troverai l'organo muscolare noto come cuore. Una volta piegato, le sue dimensioni ricordano quelle di un pugno umano. Il cuore è composto da tre camere separate e una struttura a tre strati.

Il cuore è racchiuso in una sacca a doppio strato chiamata pericardio. Il pericardio fibroso è lo strato esterno protettivo e stabilizzante del cuore. Mentre il cuore si contrae e si rilassa, gli strati parietale e viscerale del pericardio sieroso lubrificano il cuore e i tessuti circostanti, riducendo l'attrito.

- Meccanismi alternativi:

Nell'anatomia cardiaca, le due camere superiori conosciute come "atri" sono chiamate atri. Attraverso la vena cava superiore e inferiore, il sangue deossigenato ricircola nel corpo e infine finisce nell'atrio destro. L'atrio sinistro riceve sangue ossigenato attraverso le vene polmonari, che hanno origine nei polmoni.

Vicino alla base del cuore ci sono altre due camere più piccole, chiamate ventricoli. L'arteria polmonare trasporta il sangue deossigenato dal ventricolo destro ai polmoni, mentre l'aorta trasporta il sangue ossigenato dal ventricolo sinistro al corpo.

- Sangue circolante:

Le valvole atrioventricolari (AV) impediscono al sangue di ricircolare tra l'atrio e il ventricolo. Si trovano tra le due camere. Da un lato del cuore c'è la valvola tricuspide e dall'altro c'è la valvola mitrale.

Il cuore è dotato di valvole semilunari che impediscono al sangue di rientrare nei ventricoli dopo che questi si sono contratti. Da un lato del cuore c'è la valvola aortica, mentre dall'altro c'è la valvola polmonare.

- Amo quello che faccio:

Il continuo pompaggio del sangue da parte del cuore in tutto il corpo trasporta ossigeno, sostanze nutritive e prodotti di scarto alle cellule. Per fare ciò, utilizziamo i seguenti metodi:

Ciò che chiamiamo ciclo cardiaco è costituito da tutte le azioni che si verificano durante il battito cardiaco stesso. La sistole è la fase di contrazione delle contrazioni del cuore e la diastole è la fase di rilassamento. Nella sistole, i ventricoli si contraggono e spingono il sangue nell'arteria polmonare e nell'aorta mediante pompaggio. La diastole è un momento di rilassamento e di flusso sanguigno dall'atrio ai ventricoli.

Il sangue deossigenato lascia il corpo attraverso la valvola tricuspide ed entra nel ventricolo destro nel sistema cardiovascolare. Il ventricolo destro si contrae per inviare il sangue ai polmoni attraverso l'arteria e la valvola polmonare. Dopo aver attraversato le vene polmonari, il sangue ossigenato ritorna nell'atrio sinistro del cuore. Successivamente, la valvola bicuspide (mitrale) consente al sangue di entrare nel ventricolo sinistro. Durante le contrazioni, il ventricolo sinistro spinge il sangue ossigenato attraverso la valvola aortica e nell'aorta.

Comprendere l'anatomia e la funzione del cuore, così come il ciclo cardiaco, è fondamentale per comprendere il ruolo del sistema circolatorio nel fornire ossigeno e sostanze nutritive al corpo.

Circolazione sanguigna:

Lo studio della circolazione sanguigna, comprese le funzioni di vene, arterie e capillari.

Esistono molti tipi diversi di vasi sanguigni nel sistema circolatorio del corpo, ciascuno dei quali ha uno scopo vitale. I tre principali tipi di vasi sanguigni sono i capillari, le vene e le arterie.

Arteria:

una rete di arterie distribuisce il sangue ossigenato dal cuore a tutte le parti del corpo. Una serie di caratteristiche lo distinguono:

Le spesse pareti delle arterie, costituite da muscoli lisci e fibre elastiche, consentono al sangue di fluire facilmente attraverso di esse. Sono in grado di resistere all'immensa forza generata dal battito cardiaco a causa di queste barriere.

Poiché il tuo cuore si contrae e si espande a intervalli regolari in risposta al battito cardiaco, potresti sentire un battito in molte arterie, inclusa l'arteria radiale del polso.

Anche quando il cuore è a riposo, il flusso sanguigno rimane costante perché le arterie sono molto flessibili.

Vene:

La funzione delle vene è quella di trasportare il sangue deossigenato al cuore. Le caratteristiche che lo contraddistinguono sono:

Le pareti venose sono più sottili e meno muscolose perché la pressione sanguigna venosa è inferiore a quella arteriosa.

Per impedire al sangue di fluire nella direzione opposta, molte vene, soprattutto quelle vicino alle gambe, sono dotate di valvole unidirezionali. Nonostante la forza di gravità, il sangue può comunque ritornare al cuore grazie a queste valvole.

Le vene del corpo immagazzinano una grande

quantità di sangue per un uso successivo. Pilastri *e* :

I capillari del tuo corpo sono i vasi sanguigni più piccoli e delicati. Sono vitali perché trasportano ossigeno, sostanze nutritive e prodotti di scarto dal sangue alle parti del corpo che ne hanno bisogno.

I globuli rossi possono passare solo attraverso una serie di capillari estremamente piccoli alla volta.

I capillari sono i principali condotti attraverso i quali le cellule del corpo ricevono ossigeno e sostanze nutritive dal sangue e attraverso i quali vengono espulsi i prodotti di scarto, come l'anidride carbonica.

La vasta rete di capillari del corpo assicura che quasi tutte le cellule siano vicine l'una all'altra.

- Pezzi di gioco legati al flusso:

Una breve descrizione delle funzioni che queste vene e arterie svolgono nella circolazione sanguigna è la seguente:

Il cuore pompa sangue ricco di ossigeno a ogni cellula, tessuto e organo del corpo attraverso le arterie. L'arteria più grande del corpo, l'aorta, si ramifica in numerose arterie più piccole che distribuiscono il sangue in diverse regioni.

Il sangue deossigenato viene ricircolato attraverso le vene e il cuore per ossigenarlo (circolazione polmonare) o distribuirlo in tutto il corpo (circolazione sistemica). Le vene servono anche a contenere il sangue. I capillari collegano i vasi sanguigni ai tessuti, consentendo il trasporto di nutrienti, ossigeno e materiali di scarto. Sia l'apporto di ossigeno e sostanze nutritive alle cellule che la rimozione dei prodotti di scarto e dell'anidride carbonica sono processi interdipendenti.

Per comprendere appieno la funzione del sistema circolatorio, è necessario essere consapevoli di come queste vene trasportano ossigeno e sostanze nutritive alle cellule rimuovendo i rifiuti.

Parti di sangue:

Identificare piastrine, plasma, diversi tipi di cellule del sangue e altri fluidi.

Numerose sono le funzioni vitali svolte dal fluido complesso del corpo, il sangue. I suoi quattro componenti principali sono plasma, globuli bianchi, globuli rossi e piastrine.

Globuli rossi (RBC):

I globuli rossi, o eritrociti, costituiscono la maggior parte di un campione di sangue. Oltre alla sua funzione primaria di trasporto dell'ossigeno in tutto il corpo, il cuore trasporta anche l'anidride carbonica fuori dai tessuti che serve in modo che possa essere espirata dai polmoni. Ecco alcune cose che risaltano sui globuli rossi: I globuli rossi contengono la proteina emoglobina, che trasporta l'ossigeno dai polmoni ai tessuti che lo richiedono.

La caratteristica forma biconcava dei globuli rossi (RBC) consente loro di passare attraverso capillari stretti esponendo un'ampia superficie per lo scambio di gas.

C'è più spazio per l'emoglobina nei globuli rossi maturi poiché non includono un nucleo.

Globuli bianchi (WBC):

I globuli bianchi, o leucociti, svolgono un ruolo cruciale nell'immunità. Nella lotta contro le malattie e le creature extraterrestri sono utili. Neutrofili, linfociti, monociti, eosinofili e basofili sono alcuni dei numerosi tipi di globuli bianchi (globuli bianchi) che svolgono funzioni specifiche.

Le "cellule fagocitiche" sono un tipo di neutrofili che possono assorbire e distruggere i microbi dannosi.

Le funzioni importanti dei linfociti nell'immunità adattativa sono la produzione di anticorpi da parte delle cellule B e il coordinamento delle risposte immunitarie da parte delle cellule T.

I macrofagi sono la versione matura dei monociti responsabili della fagocitosi e della digestione delle cellule morte e degli organismi invasori.

I globuli bianchi conosciuti come eosinofili svolgono un ruolo nella difesa del corpo dai parassiti e dalle reazioni allergiche.

I basofili secernono istamina e altre sostanze chimiche durante le risposte allergiche.

Piatti nel sangue:

Le piastrine sono fondamentalmente pezzi di cellule, sebbene siano conosciute come trombociti. Fondamentale per la coagulazione del sangue e la guarigione delle ferite. I componenti della coagulazione del sangue vengono secreti dalle piastrine quando aderiscono al sito di lesione nell'arteria sanguigna. Questo blocca il flusso sanguigno.

Liquido:

il plasma, la parte liquida del sangue, costituisce circa il 55% del volume totale. Il sangue fornisce ossigeno e sostanze nutritive a tutti gli organi e tessuti del corpo. È un liquido sottile, di colore paglierino. I seguenti sono componenti essenziali del plasma:

La componente più abbondante del plasma è l'acqua, che

rappresenta oltre il 90% del suo volume.

Le proteine includono cose come l'albumina (che aiuta a mantenere una pressione osmotica costante), le globuline (che sono coinvolte nel sistema immunitario) e il fibrinogeno (che aiuta nella coagulazione del sangue).

Alcuni esempi di elettroliti sono i sali (sodio, potassio, calcio, cloruro di calcio). Tre nutrienti sono assolutamente necessari: zucchero, proteine e grassi. Tre prodotti di scarto includono bilirubina, creatina e urina. Gli ormoni trasportati raggiungono gli organi previsti. I gas includono anidride carbonica e ossigeno. Conoscere i componenti del sangue è essenziale a causa delle funzioni vitali svolte dalle cellule del sangue e dal plasma, tra cui l'apporto di ossigeno, la protezione immunitaria, la coagulazione e il trasferimento di nutrienti e prodotti di scarto in tutto il corpo. Anche diagnosticare e curare i pazienti è fondamentale.

Circolazione polmonare e sistemica:

Qual è il processo per portare il sangue ai polmoni da altre parti del corpo dell'utente? Fornire una descrizione della circolazione polmonare e sistemica.

Per trasportare ossigeno, sostanze nutritive e prodotti di scarto in tutto il corpo, il sangue scorre costantemente in un processo chiamato **circolazione** . Sia il sistema di circolazione sistemico che quello polmonare sono parti importanti. Osservando le due arterie principali e le loro funzioni, possiamo vedere come scorre il sangue al loro interno:

Ad eccezione dei polmoni, ogni organo del corpo ha le proprie vene e capillari che trasportano il sangue in tutto il corpo. Questo sistema è chiamato circolazione sistemica. Trasporta il sangue ricco di ossigeno nelle aree che ne hanno bisogno e raccoglie il sangue carente di ossigeno in modo che possa essere sostituito. Il sistema circolatorio funziona come segue: il ventricolo sinistro del cuore pompa il sangue ossigenato al resto del corpo attraverso l'aorta, l'arteria principale. L'aorta si ramifica in numerose arterie più piccole che forniscono sangue ossigenato a organi, tessuti e parti del corpo. Le arteriole si diramano dalle arterie, che sono vasi sanguigni più grandi, e controllano il flusso sanguigno verso organi e tessuti specifici. La formazione delle reti capillari inizia con le arteriole.

Nei capillari avviene lo scambio di ossigeno e sostanze nutritive tra il sangue e le cellule del corpo.

Il sangue trasporta nutrienti e ossigeno alle cellule, mentre trasporta i prodotti di scarto e l'anidride carbonica fuori dal corpo.

Le venule consentono al sangue ossigenato di lasciare i capillari.

Vasi sanguigni Le vene più grandi, comprese la vena cava

superiore e inferiore, si formano quando le venule si fondono. Le grandi vene restituiscono il sangue povero di ossigeno all'atrio destro del cuore. Il ventricolo destro riceve sangue deossigenato attraverso la valvola tricuspide dopo che è passato attraverso l'atrio destro. Il ventricolo destro è responsabile del pompaggio del sangue che ha perso parte del suo contenuto di ossigeno nell'arteria polmonare. Il sangue con un basso contenuto di ossigeno viene trasportato ai polmoni dall'arteria polmonare.

Il processo di respirazione aerobica prevede lo scambio di anidride carbonica con ossigeno.

Il sangue ossigenato ritorna nell'atrio sinistro attraverso le vene polmonari.

L'atrio sinistro si contrae per portare il sangue ossigenato al ventricolo sinistro.

Il sangue arricchito di ossigeno viene spinto nell'aorta da potenti contrazioni del ventricolo sinistro e il ciclo continua.

La seconda è che la circolazione polmonare è un sistema indipendente che fornisce sangue ai polmoni. Eliminare l'anidride carbonica dal corpo e sostituirla con l'ossigeno è la sua funzione principale. Ecco come funziona il sistema di circolazione polmonare:

Il sangue deossigenato, che ha un alto contenuto di anidride carbonica, scorre attraverso le vene del corpo fino all'atrio destro.

Quando l'atrio destro si contrae e la valvola tricuspide si apre, il sangue viene pompato dall'atrio destro al ventricolo destro. Senza ossigeno, il sangue raggiunge i polmoni attraverso l' arteria polmonare quando il ventricolo destro si contrae.

Valvole nei polmoni: Le sacche d'aria (alveoli) dei polmoni sono rifornite dall'arteria polmonare, che si ramifica in arteriole e capillari.

Il sangue trasporta l'ossigeno a tutte le parti del corpo e l'anidride carbonica attraverso gli alveoli attraverso i capillari. La funzione delle vene polmonari è di restituire il sangue ossigenato dai polmoni al cuore. Il sangue ossigenato entra nel cuore attraverso l'atrio sinistro. Dopo che l'atrio sinistro pompa il sangue ossigenato nell'aorta, il ventricolo sinistro prende il controllo del resto della circolazione sanguigna. Infine, la circolazione sistemica trasporta ossigeno e sostanze nutritive ai tessuti del corpo, mentre la circolazione polmonare rimuove l'anidride carbonica dal sangue. Il metabolismo dell'organismo è favorito e tutto funziona bene grazie al fatto che questi due sistemi circolatori lavorano insieme.

Malattie cardiache:

Le malattie cardiache, l'ipertensione e l'aterosclerosi rientrano tra le malattie dei vasi sanguigni e del cuore.

Generalmente, i disturbi del cuore e dei vasi sanguigni sono chiamati **malattie cardiovascolari (CVD).** Sono una delle principali cause di malattie e mortalità in tutto il mondo. Questa sezione tratta le patologie cardiache più comuni. Per cominciare, la malattia cardiaca, spesso nota come

malattia coronarica :
la malattia cardiaca, a volte chiamata malattia coronarica (CAD) o cardiopatia ischemica, si verifica quando le arterie coronarie, che forniscono sangue e ossigeno al muscolo cardiaco, collassano o si schiantano. La causa principale delle malattie cardiache è l'aterosclerosi, ovvero l'accumulo di depositi di grasso chiamati placche nelle arterie. I fattori che aumentano la probabilità di eventi avversi includono il fumo, l'ipertensione,

la dislipidemia, il diabete e l'eccesso di grasso corporeo. Nei casi più gravi, i sintomi possono includere fastidio al torace (angina), difficoltà di respirazione, grave affaticamento e persino attacchi di cuore (infarto del miocardio). Come parte del trattamento, ai pazienti possono essere prescritti farmaci come beta-bloccanti e statine e possono essere sottoposti a trattamenti come angioplastica, impianto di stent o intervento chirurgico di bypass aortocoronarico (CABG) per aprire le arterie bloccate.

Ipertensione o pressione alta:

Si dice che la pressione sanguigna nelle arterie sia ipertensiva quando rimane costantemente superiore ai livelli sani, esercitando pressione su quelle arterie e potenzialmente su altri organi.

La stragrande maggioranza dei casi di ipertensione, primaria o essenziale, è dovuta a cause incerte. D'altro canto, l'ereditarietà, l'obesità, il sovraccarico di sale e l'insufficiente attività fisica sono fattori di rischio. Segnali di pericolo Un termine per indicare l'ipertensione, o pressione alta, è "killer silenzioso", poiché poche persone si rendono conto di esserlo. Trascurare il trattamento di questa malattia aumenta il rischio di sviluppare gravi problemi di salute, come malattie cardiache, ictus e insufficienza renale. Per controllare efficacemente l'ipertensione, una persona deve apportare cambiamenti allo stile di vita, come migliorare la propria dieta e aumentare i livelli di attività fisica. I farmaci per l'ipertensione includono spesso diuretici, beta-bloccanti, inibitori dell'enzima di conversione dell'angiotensina e bloccanti dei canali del calcio, tra molti altri.

Sclerosi delle arterie:

Le placche di grasso, chiamate placche aterosclerotiche, si accumulano all'interno delle pareti delle arterie e causano l'aterosclerosi. Questo componente ha un ruolo importante nello sviluppo di malattie cardiovascolari, ictus e malattie arteriose periferiche. La progressione dell'aterosclerosi è influenzata da fattori infiammatori, fumo, ipertensione e colesterolo. I sintomi possono manifestarsi in modo diverso se alcune arterie sono bloccate. Potrebbe causare angina o infarto se si accumula nelle arterie coronarie. Una delle principali cause di ictus è la malattia dell'arteria carotidea. Quando le arterie periferiche sono compromesse, può portare alla claudicatio, definita come dolore alle gambe avvertito durante l'esercizio.

Il trattamento dell'aterosclerosi richiede un cambiamento nelle scelte di stile di vita, tra cui dieta, attività fisica e cessazione del fumo. I farmaci sono un'opzione per ridurre la pressione sanguigna e i livelli di colesterolo. Per bypassare o aprire le arterie ostruite, può essere necessario un'angioplastica o un intervento chirurgico.

Molte malattie cardiovascolari comuni possono essere prevenute o almeno migliorate sintomaticamente modificando lo stile di vita e utilizzando interventi medici appropriati.

Mantenere uno stile di vita sano, ridurre al minimo i fattori di rischio e sottoporsi a esami medici regolari può ridurre l'insorgenza e la gravità di molte condizioni.

Pressione sanguigna:

Spiega cos'è la pressione sanguigna, come viene misurata e perché è fondamentale per la tua salute.

La forza misurata del sangue contro le pareti arteriose è ciò che il cuore utilizza per pompare il sangue in tutto il corpo. È espressa in millimetri di mercurio (mm Hg) come rapporto tra la pressione sistolica elevata e la pressione diastolica ridotta.

Il maggiore dei due numeri è la pressione sistolica, ovvero la forza esercitata sulle arterie quando il cuore si contrae e pompa il sangue nel corpo.

Mentre il cuore si contrae e si rilassa tra ogni battito, la pressione nelle arterie viene misurata in pressione diastolica, che è il fattore più basso. Lo sfigmomanometro, o bracciale per la pressione sanguigna, misura il flusso sanguigno attraverso le arterie.

Per prendere la misura standard, segui questi passaggi: Posiziona un braccialetto su un braccio. Il flusso sanguigno del paziente verso l'arteria brachiale viene temporaneamente interrotto gonfiando il bracciale a una pressione superiore alla pressione sistolica prevista. La pressione del bracciale viene gradualmente ridotta mentre si ascolta il polso arterioso con uno stetoscopio. Quando viene rilevato il primo flusso sanguigno udibile attraverso un'arteria, viene calcolata la pressione sistolica. Quando il bracciale smette di fare rumore, viene misurata la pressione diastolica.

Il modo standard per registrare una lettura della pressione sanguigna è "X su Y mm Hg", dove X è la pressione sistolica e Y è la pressione diastolica. Millimetri di mercurio (mm Hg) vengono utilizzati per misurare la pressione sistolica e diastolica del cuore.

Oltre al suo importante impatto sulla salute cardiovascolare, la pressione sanguigna ha conseguenze di vasta portata sul benessere generale. Quando il cuore è sotto pressione costante a causa dell'ipertensione, possono verificarsi complicazioni come malattia coronarica, attacchi di cuore e insufficienza cardiaca.

La probabilità di subire un ictus aumenta notevolmente nelle persone con ipertensione.

L'ipertensione può danneggiare i vasi sanguigni nel cervello o causare la formazione di coaguli di sangue e interrompere l' afflusso di sangue.

La capacità dei reni di espellere le scorie dal sangue diminuisce quando la pressione alta danneggia le arterie che forniscono sangue ai reni.

L'alta pressione sanguigna, che può danneggiare i vasi sanguigni in tutto il corpo, aumenta il rischio di aterosclerosi, che è la costrizione e l'indurimento delle arterie.

I danni ai vasi sanguigni degli occhi causati dall'ipertensione possono portare a cecità o problemi alla vista.

L'ipertensione, dal punto di vista della salute pubblica, è spesso una condizione "silenziosa", nel senso che non mostra alcun sintomo finché non viene causato un danno significativo. Il follow-up regolare è essenziale per l'identificazione precoce e il trattamento efficace.

È possibile mantenere un intervallo di pressione sanguigna sano apportando cambiamenti allo stile di vita, come seguire una buona dieta, fare esercizio fisico frequente, gestire lo stress e non fumare o bere eccessivamente. Un regime terapeutico raccomandato dal medico può aiutare i pazienti ipertesi a gestire la loro condizione e ridurre il rischio di complicanze. Tenere un registro quotidiano della pressione sanguigna è un modo semplice per mantenersi in salute e prevenire problemi cardiovascolari.

Del Sangue :

Scopri di più sulla formazione dei coaguli di sangue; È importante per la guarigione delle ferite e per prevenire un sanguinamento eccessivo.

Un processo fisiologico essenziale che arresta il sanguinamento in caso di lesione di un'arteria sanguigna è l'emostasi o la coagulazione del sangue. Molti componenti diversi devono funzionare in armonia. Di seguito è riportata una breve spiegazione della formazione di coaguli di sangue e del suo ruolo fondamentale nell'arrestare il sanguinamento e facilitare la guarigione: La prima cosa che accade quando un'arteria sanguigna è danneggiata è la vasocostrizione. Il danno a un vaso sanguigno provoca la costrizione delle sue pareti, limitando il flusso sanguigno e arrestando ulteriori emorragie. La prima reazione è il restringimento dei vasi sanguigni.

- Emostasi:

Poiché il vaso sanguigno è danneggiato, le fibre di collagene vengono esposte, il che porta all'adesione delle piastrine. Le piastrine, che sono cellule del sangue più piccole che si attaccano alle fibre di collagene, sciamano attorno al sito della lesione.

Quando attivato dopo il legame, la forma delle piastrine adese cambia. Stimolano altre piastrine nella zona rilasciando segnali chimici.

Le piastrine del sangue si aggregano per creare un blocco temporaneo quando un vaso sanguigno viene danneggiato.

- una successiva emorragia:

La cascata della coagulazione, o emostasi secondaria, è una reazione a catena che coinvolge enzimi che producono un coagulo di sangue stabile. Le proteine del sangue chiamate fattori della coagulazione sono cruciali per questo processo.

L'interazione tra queste parti segue una chiara gerarchia. Infine, la cascata della coagulazione trasforma il fibrinogeno solubile in filamenti di fibrina insolubili. Quando i filamenti di fibrina si uniscono e rafforzano il tappo piastrinico, si forma un coagulo di sangue stabile. La quarta fase è la retrazione del coagulo, che avviene dopo la formazione del coagulo. Mentre si flettono, i filamenti di fibrina riuniscono i bordi del vaso rotto, riducendo la dimensione del coagulo.

- Riparazione e risoluzione del coagulo:

La fibrinolisi è un processo che può verificarsi dopo che una ferita è completamente guarita. La plasmina, un enzima che scompone i filamenti di fibrina, dissolve lentamente il coagulo di fibrina.

Trattamento riparativo che ripristina la normale funzione del vaso sanguigno danneggiato riparandone l'endotelio o il rivestimento interno. Avere una forma di coagulo è assolutamente cruciale:

- La crescita di un coagulo di sangue è cruciale per numerose ragioni:

Arrestare il sanguinamento eccessivo dopo una lesione arteriosa è la funzione primaria della coagulazione del sangue. In risposta al danno si forma un coagulo di sangue stabile per fermare ulteriori emorragie, forse   fatali.

Fornendo un intervallo di tempo, i coaguli di sangue facilitano il processo di guarigione della ferita. Accelerano il processo di guarigione dei tessuti e dei vasi sanguigni danneggiati. La coagulazione del sangue aiuta a mantenere un sistema circolatorio sano prevenendo la fuoriuscita di sangue dai vasi.

Intrappolando microrganismi come virus e batteri nel sito di una lesione, i coaguli di sangue aiutano a prevenire l'infezione.

Una coagulazione aberrante, a differenza della coagulazione normale, può causare emorragie, embolie e ictus pericolosi. È fondamentale che gli esperti medici valutino e trattino eventuali problemi di coagulazione a causa dell'importanza dell'equilibrio della coagulazione per la salute generale.

Frequenza cardiaca:

Ricerca i fattori che influenzano la frequenza cardiaca di una persona e acquisisci familiarità con i numerosi ritmi cardiaci tipici e anormali.

- Misurare la pressione sanguigna:

Le pulsazioni al minuto (bpm) sono l'unità di misura standard della frequenza cardiaca. Di seguito sono riportate alcune possibili cause di un battito cardiaco veloce o irregolare:

- Fattori convenzionali che influenzano la frequenza cardiaca:

Invecchiando, la nostra frequenza cardiaca rallenta naturalmente. La frequenza cardiaca degli adulti è inferiore a quella dei neonati e dei bambini piccoli.

La frequenza cardiaca a riposo è più alta nelle donne che negli uomini. La frequenza cardiaca aumenta durante l'esercizio perché il corpo ha bisogno di più ossigeno e sostanze nutritive, che si ottengono attraverso la respirazione. Una frequenza cardiaca elevata è stata associata alla risposta "lotta o fuga" e ad altre emozioni forti come stress e ansia.

Sia le temperature molto calde che quelle molto fredde possono potenzialmente influenzare la frequenza cardiaca. Se esposto al freddo avviene il contrario; infatti, può abbassare la frequenza cardiaca.

Quando siamo sotto stress o ci sentiamo fisicamente minacciati, il nostro corpo rilascia ormoni come l'adrenalina, che possono far aumentare la frequenza cardiaca.

Farmaci I farmaci che rallentano la frequenza cardiaca includono decongestionanti e stimolanti. Quando la temperatura corporea aumenta, come accade con la febbre, aumenta anche la frequenza cardiaca. Problemi del ritmo cardiaco:

Si dice che gli adulti soffrano di bradicardia quando la loro frequenza cardiaca scende al di sotto di 60 battiti al minuto (bpm). Le ragioni potrebbero essere legate all'età, ai farmaci, al blocco cardiaco o a qualsiasi altra condizione medica. Negli esseri umani, la tachicardia è definita come una frequenza cardiaca significativamente più veloce di 100 battiti al minuto. Potrebbe essere dovuto ad ansia, febbre, anemia o battito cardiaco irregolare.

Le aritmie sono battiti cardiaci irregolari. Ecco alcuni esempi:

La fibrillazione atriale (AFib) è caratterizzata da un battito cardiaco rapido e irregolare che inizia nell'atrio.

Quando i ventricoli del cuore iniziano a battere rapidamente, si parla di tachicardia ventricolare (VT). L'aritmia dei ventricoli è chiamata fibrillazione ventricolare (VFib), che può essere fatale.

Un disturbo caratterizzato da battiti cardiaci rapidi seguiti da altri più lenti. Quando i segnali elettrici tra i ventricoli e l'atrio vengono interrotti, il risultato è bradicardia o battito cardiaco irregolare, che sono sintomi di blocco cardiaco.

L'atrio (PAC) o i ventricoli (PVC) possono subire contrazioni premature, che possono causare battiti cardiaci irregolari. La sindrome del QT lungo è una condizione ereditaria che aumenta il rischio di aritmie. Battiti cardiaci rapidi inattesi, noti come tachicardia sopraventricolare (SVT), possono verificarsi senza una ragione apparente.

- Impulso emotivo:

La frequenza cardiaca, la regolarità o lo schema degli impulsi elettrici del cuore, determina la tempistica delle contrazioni del cuore. Esistono diversi tipi di ritmi cardiaci:

Il "ritmo sinusale normale" (NSR) descrive il pacemaker naturale del cuore, il nodo SA, che attiva ogni battito cardiaco.

Quando le contrazioni atriali sono irregolari e troppo rapide per sincronizzarsi con quelle del ventricolo, la condizione è nota come fibrillazione atriale (AFib).

I ventricoli sono la fonte della tachicardia ventricolare (VT), un battito cardiaco pericolosamente veloce che può essere fatale.

Un battito cardiaco estremamente veloce e irregolare che si verifica nei ventricoli; un'emergenza medica chiamata fibrillazione ventricolare (VFib).

Il flutter atriale è caratterizzato da battiti cardiaci rapidi e regolari che appaiono come un segnale elettrocardiografico (ECG) a dente di sega.

Gli esperti medici parlano di un disturbo del ritmo cardiaco noto come bradicardia quando la frequenza cardiaca è significativamente inferiore al normale.

Il normale ritmo del cuore può essere alterato da contrazioni atriali premature (PAC) o contrazioni ventricolari premature (PVC).

Se la corrente elettrica non può passare liberamente dall'atrio al ventricolo, il cuore batterà più lentamente.

La salute del tuo cuore dipende dalla sua frequenza e dal suo ritmo regolari. Se noti irregolarità nel ritmo cardiaco o nel ritmo, dovresti consultare un medico. Farmaci, cambiamenti comportamentali o anche procedure mediche come la cardioversione o l'inserimento di un pacemaker possono essere parte della soluzione. Il monitoraggio costante e l'intervento medico tempestivo possono spesso controllare le aritmie.

Stile di vita e salute cardiovascolare:

Discussione sulle abitudini alimentari dell'utente, sui livelli di attività fisica e sui livelli di stress in relazione alla salute cardiovascolare.

Il tuo cuore trarrà grandi benefici dalla tua decisione di vivere uno stile di vita sano. Mantenere uno stile di vita sano per il cuore è la migliore difesa contro malattie cardiovascolari, ictus e altre condizioni correlate. Ecco come la tua dieta, la routine di esercizio fisico e le capacità di gestione dello stress influenzano la salute del tuo cuore.

- Mangia bene:

Il modo più semplice per iniziare a mangiare sano è mangiare frequentemente una varietà di cibi di ciascuna categoria alimentare. Aumenta il consumo di cereali sani, proteine magre (come pollo, pesce e lenticchie), latticini a basso contenuto di grassi e prodotti freschi. Eliminare i grassi saturi e trans dalla tua dieta ti aiuterà a mantenere un peso sano e a ridurre i livelli di colesterolo LDL (cattivo). Alcuni elementi comuni che includono questi lipidi sono cibi fritti, snack trasformati e carni grasse.

- Ridurre l'assunzione di sodio:

Mangiare molto sale aumenta la pressione sanguigna. Invece del sale, prova a usare erbe e spezie per condire la tua cucina.

Per aiutare a ridurre il colesterolo, includi grassi benefici nella tua dieta, come olio d'oliva, avocado, mandorle e pesce grasso come trota e salmone.

Quando si consuma alcol, dovrebbe essere fatto con moderazione. In genere, questo funziona in modo che gli uomini non bevano più di due drink al giorno e le donne non più di uno. Essere consapevoli delle dimensioni delle porzioni può aiutare a prevenire l'eccesso di cibo, che a sua volta riduce il rischio di obesità e malattie cardiovascolari.

- Esercizio:

Camminare velocemente, correre, nuotare e andare in bicicletta sono forme di esercizio aerobico che possono aiutare a controllare il peso, migliorare la forma cardiovascolare e abbassare la pressione sanguigna.

Sollevare pesi o fare esercizi a

corpo libero sono esempi di esercizi di allenamento per la forza che possono aiutarti a costruire muscoli, accelerare il metabolismo e migliorare la salute del cuore.

Oltre a 75 minuti di esercizio aerobico di intensità vigorosa o 150 minuti di attività aerobica di intensità moderata a settimana, assicurati di incorporare attività di rafforzamento muscolare nella tua routine almeno due volte a settimana.

Tutti hanno bisogno di incorporare l'esercizio fisico nel proprio programma quotidiano: due semplici strategie per incorporare più movimento nella propria giornata sono prendere le scale invece dell'ascensore ed esercitarsi durante le pause.

- Gestire la pressione:

Le tecniche di consapevolezza e rilassamento, come lo yoga, la respirazione profonda e la meditazione, possono aiutare a ridurre lo stress e riportare i livelli di pressione sanguigna al range normale.

Dormi bene ogni notte dalle sette alle nove ore in modo regolare.

Il rischio di malattie cardiovascolari è alto in coloro che hanno problemi di sonno.

Rimanere in contatto con i propri cari e conoscerne di nuovi può aiutare ad alleviare lo stress.

Il benessere fisico ed emotivo di una persona può trarre beneficio dalla pratica di una buona gestione del tempo e dalla definizione di obiettivi realistici.

L'esercizio fisico non solo aiuta il cuore, ma riduce anche lo stress aumentando la fornitura naturale di endorfine del benessere.

- Smettere di fumare:

Smettere di fumare è una delle cose più salutari che puoi fare per il tuo cuore. Per il bene del tuo cuore, smettere di fumare è una delle cose migliori che puoi fare.

- Revisioni regolari:

Fai un controllo una volta all'anno per monitorare i fattori di rischio, tra cui colesterolo, pressione sanguigna e altro. Identificando e trattando precocemente questi fattori di rischio, è possibile prevenire i problemi cardiaci.

Scelte di stili di vita positivi, come una dieta sana per il cuore, un regolare esercizio fisico, la gestione dello stress e il non consumo di tabacco, possono aiutare a mantenere la salute cardiovascolare e ridurre il rischio di malattie cardiache e disturbi correlati. Parlare con un medico o un dietista registrato può fornirti consigli personalizzati e assistenza nell'apportare questi cambiamenti nello stile di vita.

Angiografia:

Angiografia, elettrocardiogrammi (ECG) ed ecocardiogrammi (ECHO) sono solo alcuni dei numerosi metodi diagnostici in grado di valutare la salute del cuore.

Gli strumenti diagnostici cardiovascolari sono fondamentali per i medici per valutare lo stato del sistema cardiovascolare dei loro pazienti. Con questi test è possibile identificare e monitorare un'ampia varietà di problemi cardiaci. Di seguito sono riportati esempi di alcuni dei test e delle procedure diagnostiche cardiache più importanti: ECG o EKG sta per elettrocardiogramma e gli elettrocardiogrammi (ECG) misurano l'attività elettrica del cuore per valutare il ritmo. Per catturare gli impulsi elettrici del cuore, gli elettrodi vengono posizionati sulla pelle in determinati punti durante la procedura. Le informazioni sull'attività elettrica del cuore possono essere dedotte dalla forma d'onda dell'elettrocardiogramma (ECG) prodotta.

Questo dispositivo è utile per la diagnosi di aritmie, infarti miocardici e altre anomalie legate all'elettricità cardiaca.

Imaging del cuore e dei vasi sanguigni mediante ultrasuoni L'ecocardiografia è uno strumento diagnostico che utilizza le onde sonore (ultrasuoni) per creare immagini dell'anatomia e della funzione del cuore. Durante il trattamento, un trasduttore viene posizionato sul torace del paziente per produrre onde sonore e raccoglierne gli echi. Ciò consente la creazione di immagini ad alta risoluzione del cuore e delle sue camere. La misurazione della frazione di eiezione, la valutazione della funzione della valvola cardiaca e il rilevamento di disturbi cardiaci sono solo alcuni dei suoi numerosi usi.

- Valutazioni dello stress:

Gli stress test possono aiutare a diagnosticare la malattia coronarica e determinare quanta attività una persona può tollerare misurando la risposta del cuore allo sforzo. È disponibile un'ampia varietà di test da stress, inclusi test da stress (su una cyclette o su un tapis roulant), test da stress farmacologici (utilizzando farmaci per simulare l'attività) ed ecocardiografia da stress. Gli stress test sono comunemente utilizzati per diagnosticare la malattia coronarica, monitorare l'efficacia dei farmaci e valutare la salute cardiovascolare generale.

- Angiografia, nota anche come angiografia:

L'angiografia è una procedura diagnostica che utilizza raggi X e mezzo di contrasto per rappresentare graficamente le vene e le arterie del corpo. Il processo inizia con l'inserimento di un catetere in un'arteria che trasporta sangue (spesso nell'inguine) e prosegue con il suo passaggio guidato fino al sito desiderato. L'iniezione di un mezzo di contrasto consente di eseguire le radiografie. Applicazione Questo approccio è utile nella diagnosi e nella valutazione di ostruzioni vascolari, aneurismi, malattia delle arterie periferiche, malattia coronarica e altre condizioni simili.

- Metodiche di imaging cardiaco (TC e RM):

Ottenere immagini dettagliate del cuore e dei vasi sanguigni è l'obiettivo finale di queste tecniche di imaging all'avanguardia.

La TC utilizza raggi X e computer per produrre immagini in sezione trasversale, mentre la risonanza magnetica utilizza onde radio e campi magnetici. Per valutare l'anatomia e la funzione del cuore, i professionisti medici utilizzano tecniche di imaging tra cui la tomografia computerizzata cardiaca (TC) e la risonanza magnetica (MRI).

- Holter audio:

Lo scopo di un elettrocardiogramma portatile (ECG) durante una sessione di monitoraggio Holter è documentare l'attività elettrica del cuore per almeno due giorni. Un tipico elettrocardiogramma (ECG) non noterebbe le anomalie del ritmo cardiaco, ma questo dispositivo è in grado di rilevarle.

- Cateterizzazione cardiaca:

Un cateterismo cardiaco può identificare e trattare una varietà di condizioni cardiache. Durante il processo, un catetere viene inserito in una vena e fatto avanzare fino al cuore. Alcuni degli usi includono il rilevamento della malattia coronarica, la misurazione della pressione sanguigna intracardiaca e la terapia delle ostruzioni tramite angioplastica e impianto di stent. Per valutare la salute del sistema cardiovascolare, identificare con precisione i problemi cardiaci e sviluppare piani di trattamento efficaci, questi strumenti diagnostici sono indispensabili. Il test selezionato sarà orientato al contesto clinico e ai dati necessari per una diagnosi accurata.